LA CHARITÉ INTERNATIONALE

QUELQUES IDÉES

PRÉSENTÉES AUX COMITÉS ÉTABLIS EN EUROPE

POUR CONCOURIR

AU SOULAGEMENT DES BLESSÉS

Sur les Champs de bataille et dans les Hôpitaux

PAR

LE Dᵣ TÉLÈPHE P. DESMARTIS

Chef du service médical des Sauveteurs de la Gironde,
Chevalier de l'Ordre royal du Christ de Portugal

ET

ÉVARISTE CARRANCE

Président honoraire des Sauveteurs de Saône-et-Loire,
et Membre de diverses Sociétés de sauvetage.

BORDEAUX

TYPOGRAPHIE Vᶜ JUSTIN DUPUY ET Cᶜ,
rue Gouvion, 20.

—

1866

LA CHARITÉ INTERNATIONALE.

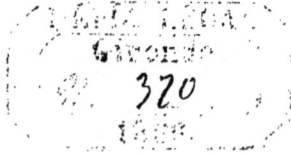

> « Il est du devoir de chacun de faire connaître cette
> œuvre internationale qui est l'œuvre de tous pour tous,
> puisqu'elle embrasse l'humanité entière et, dans un sens
> plus restreint, chaque peuple, chaque contrée, chaque
> famille même, car nul ne peut se dire à tout jamais à l'a-
> bri des chances de la guerre. C'est même un devoir à l'ac-
> complissement duquel tout homme de bien exerçant quel-
> que influence doit certainement son concours. » (J. Henry
> Dunant, secrétaire du Congrès de Genève).

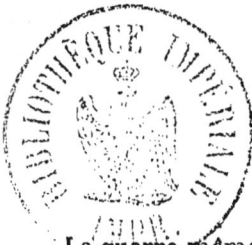

I.

« La guerre même la plus humainement conduite a ses
inévitables misères, » a dit le savant M. P. Faugères,
dans son remarquable travail intitulé : *De la Colonisation
de l'Algérie* (1).

Venir au secours de ces misères, les soulager, les amoin-
drir autant que possible, c'est le devoir de tous les amis de
l'humanité, c'est surtout celui des souverains.

Le moment n'est pas encore venu où toutes les nations
concourant à une paix générale, universelle, aideront
l'impulsion commerciale et développeront les arts, c'est-à-

(1) Publié dans *le Correspondant*, en juillet 1846.

dire le progrès intellectuel des peuples, en se donnant fraternellement la main. Mais, en attendant cette ère de grandeur et de véritable civilisation, les gouvernements, contraints par une imposante nécessité à faire la guerre et à en supporter les terribles conséquences, viennent, en adoptant les conclusions du congrès international de Genève, de prendre l'engagement solennel de faire, à l'avenir, tout ce que le système jusqu'ici employé pour secourir les blessés sur les champs de bataille, pouvait laisser encore à désirer.

Un mot sur ce congrès.

A la date de 1863, un comité, composé de MM. le général Dufour, président; Moynier, président de la Société d'utilité publique; le docteur Maunoir; le docteur Appia et Henri Dunant, se réunissait, inspiré par la publication récente d'un livre (*Un Souvenir de Solferino*) écrit par un homme de cœur, M. Dunant, à l'effet de profiter des bienveillantes dispositions des gouvernements qui s'y faisaient représenter.

Ces gouvernements, en inscrivant leur nom sur cette touchante bannière de la charité internationale, ont bien prouvé que, si la nécessité les obligeait parfois à combattre pour le respect de leurs droits, leur cœur souffrait cruellement des maux de la guerre et qu'ils voulaient donner aux luttes de l'avenir le cachet d'une pénible mais éloquente loyauté.

Rien dans le passé ne s'était présenté de si grand aux yeux des augustes représentants du congrès humanitaire; rien dans le passé, avons-nous dit... — Nous nous trompions.

A cette assemblée, se trouvait S. A. Mgr le prince Henri XIII de Reuss, délégué par S. A. R. Mgr le prince Charles de

Prusse, grand maître de l'ordre de Saint-Jean de Jérusalem.

L'ordre de Jérusalem, c'est-à-dire un des premiers établissements humains créés dans le monde, qui venait réu-
nir les nobles couleurs de son drapeau à celles de l'éten-
dard de la charité universelle.

Le passé, qui donnait la main à l'avenir.

II.

Fidèles à leur engagement, les souverains, le moment
venu, redoubleront d'efforts pour diminuer les souffrances
physiques et morales des blessés de toute nation (1).

Les communications doivent leur être fournies, et chaque citoyen, dans la limite de ses connaissances, doit s'efforcer d'apporter sa pierre à cet édifice de la véritable humanité.

Ceci explique le but de notre brochure. Nous voudrions
être utiles, et nous serions heureux d'obtenir un résultat
satisfaisant.

III.

Les journaux de Gênes annonçaient dernièrement une
bien précieuse découverte qui trouve sa place naturelle
dans les pages que nous écrivons.

Nous ne saurions nous permettre de conseiller un moyen;
nous émettons une idée, susceptible de perfectionnement,

---

(1) Une correspondance de Florence nous apprend déjà que les
soldats italiens blessés le 24 juin à Custozza sont l'objet des soins
les plus empressés, dans les hôpitaux autrichiens !...

et nous espérons qu'elle ne sera, tout d'abord, considérée que comme l'un des mille moyens de préservation et de philanthropie, que recherchent sans cesse les hommes de bien.

Un italien vient d'inventer une cuirasse non métallique, souple, maniable et d'une excessive légèreté, mais impénétrable aux balles d'un revolver déchargé à brûle pourpoint.

Cette cuirasse, d'un prix fort peu coûteux, a, dernièrement, servi à une curieuse expérience faite en présence de plusieurs personnages distingués, parmi lesquels figurait le vice-amiral comte Albini.

La balle d'un pistolet, partie à cinq pas de distance, est allée s'incruster dans la cuirasse sans la traverser. On a également essayé de porter plusieurs coups de baïonnette contre cette nouvelle cuirasse, mais on ne réussit pas à la percer.

Nous l'avons dit, ce n'est qu'une idée que nous présentons.

Ne pourrait-on pas revêtir nos soldats de cette précieuse cote de mailles d'un prix si réduit ?

Ne pourrait-on ainsi préserver la vie de cette jeunesse pleine de force et de vigueur ? — Vie précieuse qui promet tant de gloire à notre belle France.

Certes, il est bien d'autres dangers à conjurer ; dans une armée en campagne, le soldat court bravement au danger et meurt en défendant son pays, c'est le droit de la guerre ; mais les maladies affreuses, terribles qui déciment nos soldats, les émanations pestilentielles des ambulances et hôpitaux, les marches forcées pendant les chaleurs, le poids énorme des bagages, les nuits passées au bivouac sans autre abri qu'une tente dérisoire et insuffisante, le scorbut et autres horribles fléaux ne sont-ils pas de nature à inspirer de vives et sincères sollicitudes?

Un statisticien nous permet de juger des ravages.

67,000 soldats sont morts dans les hôpitaux, en Crimée.

Qu'ajouter à ce chiffre effrayant ?

IV.

L'hygiène appliquée aux logements est toute une étude. C'est à bord des navires surtout que les bons effets du système d'aération et d'une hygiène préservatrice ont été observés. Les soufflets, les ventilateurs de Hales, les manches à vent, les fumigations, les soins de propreté les plus minutieux ont produit les plus heureux résultats.

La statistique de la mortalité sur les navires anglais prouve que le nombre des décès a marché d'une manière décroissante et proportionnelle aux mesures préservatrices adoptées.

En 1779, la mortalité à bord était de 1 sur 8, chaque année ;

En 1811, de 1 sur 32 ;

En 1838, de 1 sur 72.

Aujourd'hui que les points les plus obscurs de la science se sont éclairés, il devient plus facile de combattre les maux dont on se rend compte.

Les prophylaxies ont singulièrement progressé et offrent des moyens d'une simplicité et d'une efficacité remarquables.

Nous sommes heureux d'en présenter quelques-uns, en espérant d'être utiles.

Récemment encore, la médecine possédait un unique moyen : la vaccine ; une ordonnance spéciale enjoint maintenant aux soldats de se faire vacciner, et la variole a disparu.

Mais la vaccination ne préserve que d'une des nombreuses maladies qui s'appesantissent sur l'homme.

La vaccination est la préface de cette magnifique doctrine des prophylaxies qui n'était que pressentie par l'immortel Jenner.

Parlons des désinfectants :

Premièrement, les dégagements d'ozone, c'est-à-dire l'oxigène électrisé et odorant, sont, d'après des expériences récentes, les plus grands purificateurs de l'air.

Les miasmes oxidables sont détruits par l'ozone, mais celui-ci, à son tour, est détruit par les miasmes. C'est ainsi que se fait la pureté de l'air.

Certains observateurs ont constaté que le développement du choléra coïncidait avec la diminution ou la disparition de l'ozone dans l'air.

L'ozone semble présenter à la pratique de grandes espérances.

L'habitude de fumer des substances plus ou moins narcotiques qui varient suivant les peuples et surtout suivant les climats, n'a eu originairement — et nous pourrions à l'appui de notre dire, si ce n'était superflu, citer des faits innombrables, — d'autre but que de combattre des exhalaisons malsaines et d'éloigner des nuées de diptères insupportables.

Chose à remarquer, toutes les substances que l'on fume sont insecticides : c'est ce que nous disions en 1851 dans notre travail sur les *Prophylaxies et les Antagonismes* (1).

_____

(1) *Revue thérapeutique du Midi*, p. 627. — Montpellier, 1851.

En Hollande, a dit Volney (1), on a généralement cette opinion que la fumée du tabac et les boissons fortes, sont des préservatifs des fièvres et de l'humidité.

A l'appui de cette assertion, nous avons, dans d'autres travaux, relaté certaines maladies épidémiques qui, victorieusement combattues par la fumée de substances insecticides et fongicides, nous ont autorisés à conseiller leur emploi dans des cas identiques.

En conséquence, nous ne craignons pas d'avancer que nos cigarettes, nos pipes à divers compartiments, (2) nos aspirateurs (3) successivement modifiés, renfermant des préparations destructives, des microphytes et des microzoaires, peuvent être d'un emploi sérieusement utile.

Les feuilles aromatiques, les essences, l'iode, le brôme, le phénol, l'ozone (4), etc., donnant des résultats non moins satisfaisants, il y aurait, suivant nous, dans l'emploi de ces fumigations combinées, tout un monde de thérapeutique et de préservation.

(1) Tableau du climat et du sol des Etats-Unis d'Amérique, t. IV, p. 276, édition 1825.

(2) Nous corrigions les dernières épreuves, lorsqu'il nous est arrivé une intéressante communication d'un hygiéniste distingué, M. Huard du Pally. Sa lettre nous entretient des lits anti-cholériques isolateurs, dont nous avons parlé dans un travail intitulé : *Causes et Préservatifs du Choléra*, Paris, 1865. — Il nous annonce également qu'il a eu, de même que nous, la bonne inspiration de préconiser, comme anti-épidémique, les pipes à double compartiment, dont l'un est destiné à recevoir du phénol. Tous les progressistes doivent se rencontrer sur un même terrain. Nos meilleures félicitations à M. Huard du Pally.

(3) Comptes-rendus de l'Académie des sciences de Paris, séance du 7 mai 1860.

(4) Formulaire raisonné des médicaments nouveaux, par le docteur Reveil, p. 84, 2e édition, année 1865.

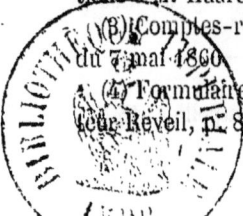

Les désinfectants suivants : le chlore et toutes les préparations chlorées en fumigation, les vapeurs d'acide acétique, le brôme, l'iode, l'acide sulfureux, jouissent d'une réputation plus ou moins justifiée ; mais ce qui nous semble préférable, ce sont les préparations phéniques et surtout le phénol.

A différentes fois, nous nous sommes servi du phénol sodique Boboeuf, et nous avons vu avec plaisir le succès couronner nos efforts.

Les plus grands résultats ont été obtenus, à Paris, dans les établissements les plus insalubres, et la compagnie générale des Paquebots transatlantiques, à la suite d'heureux essais, a adopté comme désinfectant le phénol sodique, qui trouve maintenant sa place dans les pharmacies de bord.

En mettant à fond de cale parmi les marchandises une quantité suffisante de sable ou de sciure de bois imprégné de phénol sodique, on parviendra sûrement à détruire les germes pestilentiels quels qu'ils soient.

Si ces précautions eussent été prises pour la navigation, si des mesures hygiéniques eussent été observées dans les armées, le choléra, ce terrible voyageur n'eût pas quitté sa mère patrie et ne serait venu frapper ni nos cités, ni les camps de nos soldats.

V.

Le scorbut, ce terrible typhus qui, durant les longues traversées, fait tant de ravages chez les marins, a un agent immunitaire aussi simple qu'efficace : c'est le jus de citron. Il est employé, depuis une cinquantaine d'années, dans la marine anglaise, non-seulement à bord des vaisseaux de l'Etat, mais encore de tous les navires marchands. L'usage de cette substance est obligatoire : tout capitaine anglais, convaincu d'en avoir laissé manquer son équipage, est passible d'une forte amende.

Ce moyen n'était nullement employé dans la marine française avant la guerre de Crimée. Mais, à cette époque, de nombreux cas de scorbut ayant éclaté exclusivement à bord des vaisseaux français, on s'avisa, pour conjurer ce fléau, d'user des moyens employés avec tant de succès par nos alliés. La préparation de cet anti-scorbutique consiste à soumettre au pressoir les fruits entiers des citronniers revêtus de leur écorce, le jus recueilli est additionné d'un peu d'alcool, ce n'est nullement à titre de médicament, mais bien considéré comme ration, comme vivre, que le limon est placé règlementairement à bord. — Les règlements maritimes d'Angleterre prescrivent l'usage du jus de citron au plus tard quinze jours après la mise en mer.

Cette distribution se fait au repas de midi, et voici la ration prescrite :

Suc du citron. . . . . 14 grammes.
Sucre. . . . . 42 grammes.
Eau. . . . . 112 grammes.

L'équipage est ainsi préservé du scorbut.

Nous avons parlé des souffrances de nos soldats au bivouac, nous avons oublié de noter les misères renouvelées de chaque nuit, le froid terrible, occasionnant le plus souvent des maladies (rhumatismes et affections des poumons et du cœur); les travaux dans les tranchées quel que soit le temps et la saison, nous proposerions comme remède efficace et bienfaisant une simple peau de mouton dont nos soldats pourraient être pourvus en sus de leur couverture habituelle et qui leur servirait à ne pas coucher sur la dure, et surtout sur un sol humide.

VI.

Il est une maladie horrible qui amène en peu de jours la cécité, c'est l'ophtalmie purulente des armées, qui a surtout sévi avec une épouvantable rigueur sur les régiments de Belgique et d'Egypte, et n'a pas même épargné les troupes françaises à l'époque de l'expédition égyptienne. Dans une récente communication à l'Académie (1) nous avons offert une idée que nous demandons la permission de publier ici.

L'extincteur est un cylindre pouvant contenir de dix à cinquante litres d'eau saturée d'acide carbonique. Sous l'influence de l'acide carbonique concentré, le liquide jaillit avec force (force que l'on peut graduer.)

Le docteur Carlier et l'ingénieur Vignol ont inventé cet appareil pour éteindre d'une manière sûre et rapide les matières les plus inflammables.

Nous, nous transformons cette espèce de pompe à incendie en un injecteur ophtalmologique; à cet effet, le robinet de la lance étant ouvert, nous plaçons à son extrémité une pomme d'arrosage près de l'œil malade, sur lequel retombe l'eau pulvérisée en pluie bienfaisante.

L'extincteur possède ainsi des qualités diverses: de même qu'il peut servir à lancer dans les lieux incendiés une eau pouvant maîtriser les feux les plus vifs, il peut encore servir à arroser d'un principe rafraîchissant les plaies enflammées et même gangréneuses (2).

---

(1) Voir les comptes-rendus de l'Académie des Sciences (séance du 26 février 1866.)

(2) Nous avons utilisé, à cet effet et à d'autres applications, un appareil plus maniable, chargé d'acide carbonique, remplaçant avec avantage, pour les emplois que nous lui donnons, l'extincteur. Cet appareil est celui que Briet destine à la fabrication de l'eau de seltz.

Puisque nous parlons d'affections contagieuses, nous devons mentionner ici le nom d'une découverte précieuse que nous avons été les premiers à annoncer, nous avons nommé le phénol sodique Bobœuf dont nous avons parlé comme désinfectant.

A certaines époques, les plus légères opérations, comme une simple saignée, et les plus graves, comme l'amputation, deviennent impossibles dans les hôpitaux et ambulances sous l'influence inexplicable des conditions climatériques. Une simple saignée, amène une phlébite presque toujours mortelle.

Une amputation produit des érysipèles dont les conséquences sont également fatales; d'autres fois, et sans cause connue, ce sont des épidémies d'érysipèles qui se déclarent spontanément et c'est encore la mort.

Nous croyons avoir trouvé pour tous ces cas un spécifique dans le phénol.

Cette substance mélangée à moitié eau ou plus concentrée, suivant l'intensité du mal, et mise en compresse *loco dolenti*, d'une manière continue, amène infailliblement la guérison. Le phénol peut également s'employer mélangé à l'axonge dans la proportion de 30 grammes d'axonge sur 5, 6, 8, 10 de phénol. Si, par suite de transports, il se manifeste des phénomènes cérébraux, nous conseillons le phénol à l'intérieur et nous le préconisons à la dose de 2, 3, 4 grammes par demi-bouteille de sirop, à prendre par cuillerée toutes les heures.

C'est ici le lieu de rappeler l'action cicatrisante et antiputride de l'ergotine si hautement appréciée par M. Bonjean et si efficace entre les mains habiles des chirurgiens attachés aux campagnes de l'armée sarde en 1848 et 1849.

Les plaies d'armes à feu, les chairs broyées et mutilées

ont, grâce à cette puissante médication, repris promptement leur état normal, et marché à la cicatrisation avec une surprenante rapidité. Outre les propriétés remarquables que nous venons d'énumérer, l'ergotine est peut-être plus hémostatique que l'eau de pin gemmé.

Pour finir, mentionnons encore comme désinfectants le permanganate de potasse, le perchlorure de fer, le persulfate de fer et l'extrait de campêche, les trois premiers comme hémostatiques anti-putrides, et le dernier, que nous avons préconisé comme anti-septique (1).

VII.

Notre siècle n'est pas impunément appelé le siècle des lumières ; les sciences et les arts ont progressé et cela en dépit de la résistance instinctive opposée par certains hommes qui trouvent un intérêt quelconque à retenir de toutes leurs forces les rênes du progrès.

A la chirurgie est donnée aujourd'hui une haute et philanthropique mission, l'opérateur ne doit plus sacrifier à la science, il doit s'efforcer de conserver avant tout, et l'amputation ne doit être faite que dans un cas de force majeure alors que tout espoir de conservation paraît anéanti.

Sur les champs de bataille par exemple, les chirurgiens précipitent leurs décisions et se hâtent par trop à sacrifier un membre que des soins intelligents pourraient préserver. — N'est-il pas déplorable de voir, après les épopées

---

(1) Emploi de l'extrait de campêche (*Hœmatoxylum Campechianum*) comme désinfectant des plaies gangréneuses, putrides, etc.— Voir les comptes-rendus de l'Académie des sciences de Paris, séance du 26 mai 1862.

sanglantes, une jeunesse encore vigoureuse et forte, réduite à l'inaction par la perte d'un membre et aller, victime de la chirurgicomanie (1), chercher dans les vocations les plus tristes et les plus douloureuses leurs moyens d'existence ?

Ne doit-on pas se préoccuper de cette classe intéressante à qui toute profession semble interdite par une mutilation prématurée ?

Avant de marquer d'un sceau de pitié compatissante les victimes de la guerre, ne pourrait-on pas agir avec une sage précipitation ? Ne pourrait-on essayer de la chirurgie conservatrice enseignée par Dieu, au lieu de faire quand même de la chirurgie barbare, quelquefois nécessaire, mais seulement enseignée par la science ?

Sachons marcher avec le progrès.

L'amputation, disions-nous tout-à-l'heure, est parfois inévitable. — Dans ce cas, essayons par tous les moyens de sauver le malheureux qui la subit sur un lit de douleur. Profitons de cette nouvelle méthode d'acupressure pour réprimer les hémorrhagies, et hâter la cicatrisation des plaies — que nous devons au célèbre docteur Simpson.

La ligature augmente les chances d'infection purulente et de mort conséquemment. — Avec le système Simpson :

1° Les plaies chirurgicales se ferment promptement et d'une manière plus satisfaisante.

2° La pyémie et la fièvre des amputés se développent moins facilement à la suite des opérations chirurgicales.

_____

(1) Au moment de mettre sous presse, nous apprenons que notre excellent ami, M. Alexandre Lassus, l'ancien rédacteur du *Contemporain*, met la dernière main à un travail sérieux sous ce titre : *La Chirurgicomanie.*

Ce travail fait presque la seconde partie du nôtre, et nous ne doutons pas de son légitime succès.

3° On n'aurait pas besoin d'avoir recours aux désinfectants que nous préconisons contre les érysipèles et autres accidents.

. . . .

Ce n'est pas tout.

Nous sommes animés de telles idées que nous espérons voir un jour fonctionner pour les opérations les plus sérieuses le bistouri électrique de M. de Seré, et les instruments de galvanocaustie du docteur Middeldorpf.

VIII.

Au nombre des dangers auxquels nos héroïques phalanges sont exposées, il ne faut pas considérer comme le moins sérieux le transport des blessés des champs de bataille dans les hôpitaux et ambulances.

En effet, si l'on considère les fatigues sans nombre d'une route quelquefois longue, mais toujours pénible, cahotante, envenimant les blessures et amenant forcément ce précurseur de la mort qui se nomme le tétanos, on s'efforcera dans les limites du possible d'atténuer ce terrible état de choses. Des documents que nous avons entre les mains préconisent, sous la foi de quelques médecins distingués du siècle dernier, comme boisson à donner aux blessés, les produits alcooliques et notamment les vins blancs doux qui engourdissent les facultés du malade et paralysent l'action du tétanos.

Les journaux d'Outre-Manche parlent de guérisons remarquables obtenues par le punch et l'alcool; c'est un moyen ressuscité mais qui n'en est certes pas moins bon.

Du reste, il y aurait humanité à griser les blessés dès que les phénomènes tétaniques se développent.

Ce moyen est préférable aux anesthésiques, chloroforme,
éther et amylène, parce que l'effet hypnotique est plus
durable.

Nos blessés sont presque toujours transportés sur des
chariots peu convenables ou sur des cacolets dont les brus-
ques tressaillements tuent plus sûrement les moribonds
que leur séjour prolongé sur le champ de bataille.

Ce fâcheux état de chose pourrait être modifié. On a
parfois essayé et proposé des moyens qui semblaient in-
compatibles avec les embarras de la guerre; il serait peut-
être plus naturel d'adopter un mode de transport que nous
offrons à l'étude.

« Ce sont des hamacs de bois ou de fils métalliques soi-
gneusement rembourrés, de forme humaine, c'est-à-dire
bifurqués à la hauteur des hanches et formant deux casiers
ou reposent les membres inférieurs.

» Le corps est étendu sur un même plan, la tête repose
sur une palette de bois recouverte d'un coussinet, et peut
suivre la direction d'un ressort obéissant. »

C'est en quelque sorte l'appareil du célèbre docteur
Bonnet que nous voudrions compléter pour le salut des
victimes de la guerre.

―――――――

Notre œuvre est terminée. Et alors, que de nouveau, la
terrible voix du canon, cet *ultima ratio* de la prétendue
civilisation, — bien incomplète encore, hélas ! dont nous
sommes pourtant si absurdement vains, — s'est déjà fait
entendre.

Alors que déjà peut-être de nombreux blessés attendent
vainement en Italie et en Allemagne des secours tardifs !...

Puisse notre faible voix hâter, ne serait-ce que d'une seconde, la réalisation des promesses de la convention de Genève.

Et s'il nous était donné, par là, de contribuer au soulagement momentané d'une seule de ces malheureuses victimes de la guerre, nous nous considérerions comme bien largement payés de nos recherches et de nos travaux.

NOTE.

Dans une prochaine publication, nous exposerons avec tous les développements qu'il comporte, un projet de **Correspondance Officielle** élaboré par notre excellent ami M. RAYMOND BELLOC et destiné à donner gratuitement et hebdomadairement, aux familles ayant des enfants dans les régiments en campagne, des nouvelles de ces militaires, et à ces derniers des nouvelles de leurs parents ; le tout sans frais et sans embarras pour l'administration. — Suivant l'auteur de ce projet, dont les idées nous paraissent non-seulement logiques, mais encore et surtout éminemment pratiques, en temps de guerre cette correspondance éviterait bien des alarmes et sècherait bien des pleurs !

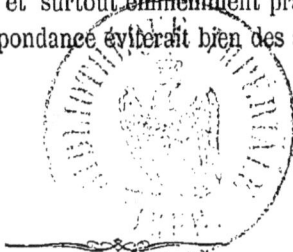

www.ingramcontent.com/pod-product-compliance
Lightning Source LLC
Chambersburg PA
CBHW050407210326
41520CB00020B/6494